Olga Vysogortseva

A fisioterapia e a terapia física na reabilitação de crianças com DST

AF535026

Olga Vysogortseva

A fisioterapia e a terapia física na reabilitação de crianças com DST

ScienciaScripts

Imprint

Any brand names and product names mentioned in this book are subject to trademark, brand or patent protection and are trademarks or registered trademarks of their respective holders. The use of brand names, product names, common names, trade names, product descriptions etc. even without a particular marking in this work is in no way to be construed to mean that such names may be regarded as unrestricted in respect of trademark and brand protection legislation and could thus be used by anyone.

Cover image: www.ingimage.com

This book is a translation from the original published under ISBN 978-620-2-19916-2.

Publisher:
Sciencia Scripts
is a trademark of
Dodo Books Indian Ocean Ltd. and OmniScriptum S.R.L publishing group

120 High Road, East Finchley, London, N2 9ED, United Kingdom
Str. Armeneasca 28/1, office 1, Chisinau MD-2012, Republic of Moldova, Europe
Managing Directors: Ieva Konstantinova, Victoria Ursu
info@omniscriptum.com

Printed at: see last page
ISBN: 978-620-8-05694-0

Copyright © Olga Vysogortseva
Copyright © 2024 Dodo Books Indian Ocean Ltd. and OmniScriptum S.R.L publishing group

Índice

INTRODUÇÃO

O desenvolvimento físico é o indicador mais importante da saúde das crianças [54]. As tendências negativas no desenvolvimento físico de crianças e adolescentes podem dever-se à deterioração das condições ambientais, incluindo cargas antropogénicas, deficiência de iodo, redução da qualidade nutricional, aumento do stress na vida quotidiana das crianças, agravamento da saúde somática [2,43] e outros factores. Um dos factores que pioram a saúde das crianças e afectam o seu desenvolvimento físico é a displasia do tecido conjuntivo (DTC) [43].

O problema da DST suscitou recentemente um grande interesse por parte dos profissionais devido ao aumento da deteção de doentes com esta patologia [34,43], à sua incapacidade precoce, à redução do tempo de vida e à morte em idade ativa.

A DST é atualmente considerada como a base constitucional das perturbações de múltiplos órgãos em crianças e adolescentes[4,25].

A presença de alterações cosméticas displásico-dependentes combinadas com astenia formam as caraterísticas psicológicas destes doentes: humor baixo, perda de prazer e interesse nas actividades, labilidade emocional, avaliação pessimista do futuro, frequentemente com pensamentos suicidas e auto-agressivos. Uma consequência natural do sofrimento psicológico é a limitação da atividade social, a deterioração da qualidade de vida e uma diminuição significativa da adaptação social, mais relevante na adolescência e na idade adulta jovem [4,25,34].

A gravidade da displasia predetermina a frequência e o tempo das consequências incapacitantes irreversíveis do rearranjo do tecido conjuntivo e exige o desenvolvimento de medidas terapêuticas e preventivas modernas e atempadas para esta categoria de crianças e adolescentes [25,34].

O tratamento de doentes com DST é uma questão em aberto. Atualmente, não existem abordagens universalmente reconhecidas para o tratamento de doentes com DST. Dado que a terapia genética não está atualmente disponível, o médico deve utilizar todos os meios que ajudem a parar a progressão da doença. O principal componente da terapia dos doentes com DST deve ser o efeito não-medicamentoso (exercício terapêutico, cargas doseadas, regime aeróbico). [17,34]. No entanto, muitas vezes um fator significativo que limita a obtenção do nível alvo de atividade física em doentes com DST é a fraca tolerância subjectiva ao exercício (abundância de queixas asténicas, vegetativas, episódios de hipotensão), o que reduz a adesão dos doentes a este tipo de medidas de reabilitação. [17]. Todos os factores acima referidos determinaram a pertinência do nosso estudo.

Capítulo I. Conceito de displasia do tecido conjuntivo (DTC)

Informações gerais sobre a estrutura do tecido conjuntivo

Durante o desenvolvimento embrionário de um organismo, o chamado tecido germinal, mesênquima, desenvolve-se a partir do lençol germinal médio (mesoderma), a partir do qual se diferenciam dois rudimentos. Um deles dá origem ao tecido conjuntivo, incluindo ossos, cartilagens e músculos lisos. Assim, muitos tecidos e órgãos que têm pouco em comum num exame superficial acabam por estar embriologicamente relacionados. Para além disso, esta relação intrínseca pode manifestar-se através de lesões e respostas idênticas em condições patológicas [1,3]. O tecido conjuntivo do corpo humano é o mais diversificado. Inclui substâncias tão diferentes como osso e gordura, pele e sangue. Por isso, é habitual falar-se de um grupo de tecidos conjuntivos. (A) Tecido conjuntivo propriamente dito. 1. O tecido conjuntivo é a formação de todos os tipos de tecido conjuntivo (acompanha todos os vasos, ou seja, está em quase todo o lado). 2. Tecido conjuntivo denso: não formado (pele) e formado (tendões, ligamentos, aponeuroses, dura-máter, etc.). 3. Tecido adiposo (pele, omento, mesentério, etc.). 4. Tecido reticular (medula óssea vermelha, gânglios linfáticos, timo, baço). 5. Tecido pigmentado (pêlos, retina do globo ocular, pele bronzeada, etc.). (B) Tecido cartilagíneo. 1. Cartilagem hialina (ligação das costelas ao esterno, cartilagem da laringe, traqueia, etc.). 2. Cartilagem elástica (lóbulo da orelha, laringe). 3. Cartilagem fibrosa (discos intervertebrais, sínfise púbica). (C) Tecido ósseo. (D) Sangue. Os tecidos mencionados estão unidos não só pela origem comum, mas também pela estrutura e função comuns [17,18,19]. Qualquer tecido é constituído por células (nervosas, epiteliais, musculares), mas o que é caraterístico é que apenas o tecido conjuntivo tem substância intercelular entre estas células. Os principais elementos estruturais do tecido conjuntivo são. (A)

Elementos celulares: 1. Fibroblastos e suas variedades - osteoblastos, condroblastos, odontoblastos. 2. Macrófagos (histiócitos). 3. Mastócitos (labrócitos). (B) Matriz extracelular: 1. Fibras: colagénio (15 tipos) e elastina. 2. Matéria amorfa: glicosaminoglicanos e proteoglicanos. O conteúdo do componente amorfo determina a consistência do tecido conjuntivo. As fibras de colagénio conferem resistência a todo o tecido e permitem o seu estiramento, enquanto as fibras elásticas devolvem o tecido à sua posição original depois de ter sido esticado. As funções do tecido conjuntivo são biomecânicas, tróficas, de barreira, plásticas e morfogenéticas [16,17,18,19].

Conhecimento atual da displasia do tecido conjuntivo

A displasia do tecido conjuntivo (DCT) (dis - desordens, plasia - desenvolvimento, formação) é uma desordem do desenvolvimento do tecido conjuntivo nos períodos embrionário e pós-natal, uma condição geneticamente determinada caracterizada por defeitos nas estruturas fibrosas e na substância básica do tecido conjuntivo, conduz a perturbações da homeostasia a nível dos tecidos, órgãos e organismo, sob a forma de várias perturbações morfofuncionais dos órgãos viscerais e locomotores com um curso progressivo, determinando as caraterísticas da patologia associada [1,2,3,20,33,34,34,35,36].

A DST é um processo geneticamente determinado, ou seja, as mutações nos genes responsáveis pela síntese das fibras estão no centro de tudo. Como resultado das mutações, as cadeias de colagénio não são formadas corretamente. São mais curtas (deleção) ou mais longas (inserção), ou incluem o aminoácido errado (mutação pontual). Obtêm-se os chamados trímeros de colagénio anormais, que não conseguem suportar cargas mecânicas adequadas [33,35,36,44,45,46,61,62].

Os dados **epidemiológicos** sobre a prevalência da própria DST são controversos devido a diferentes classificações e abordagens de diagnóstico. A prevalência de caraterísticas individuais da DST varia consoante a idade e o sexo. De acordo com os dados mais modestos, a prevalência de DST está, pelo menos, correlacionada com a prevalência das principais doenças não transmissíveis socialmente significativas [3,14,15,33,34,35]. A frequência de deteção da síndrome de DST é bastante elevada, variando entre 26 e 80%, dependendo do grupo de estudo [8,9,18]. De acordo com G. I. Nechaeva et al. (1997), 74 a 85% das crianças em idade escolar têm vários sinais de DST [33,34,35].

Nos anos 90 do século passado, foi adoptada uma **classificação** segundo a qual se distinguem também dois grupos de patologia das DST. O primeiro grupo inclui as DST diferenciadas com um determinado tipo de hereditariedade, mais frequentemente autossómica dominante, e sintomas clínicos claramente definidos: síndrome de Marfan, síndrome de Ehlers-Danlos, osteogénese imperfeita, etc., que são raras e pertencem a colagenopatias [10,25,26,27,28,29]. Em particular, os critérios actuais para o diagnóstico da síndrome de Marfan (Ghent Diagnostic Nosology) foram desenvolvidos em 1996 [38]. O segundo grupo inclui as displasias indiferenciadas do tecido conjuntivo (DCTN), que se distinguem como uma síndrome DST nosologicamente independente de natureza poligénica multifatorial, manifestada por caraterísticas fenotípicas externas com alterações displásicas no TN e disfunção clinicamente significativa de um ou mais órgãos internos [8,9,10,11].

O diagnóstico da displasia indiferenciada do tecido conjuntivo baseia-se nos seguintes sintomas e dados adicionais (antropometria, respiração externa, redução do tamanho do coração, redução da pressão arterial, pletismografia, caraterísticas específicas da eletrocardiografia e da flebografia por ultra-sons) [40,41,42,62,63]. Certas caraterísticas fenotípicas ou externas permitem-nos suspeitar da síndrome da displasia do tecido conjuntivo já na fase do exame físico. O exame clínico de familiares de doentes com estas doenças não revela sinais típicos de lesões do tecido conjuntivo, enquanto os dados de pedigrees indicam a "acumulação" nas famílias de doentes de patologias como osteocondrose, osteoartrite, hipermobilidade articular, varizes, hemorróidas, patologia visual, pés chatos, tendência para hemorragias, etc. [21,22,23,24]. [21,22,23,24]. As manifestações da DST incluem não só a aparência específica e defeitos cosméticos, mas também alterações patológicas graves dos órgãos internos e do sistema músculo-esquelético.

As manifestações clínicas e morfológicas da DST incluem:

- Alterações esqueléticas: físico asténico, dolichostenomelia (membros desproporcionadamente longos), aracnodactilia (dedos longos e finos), vários tipos de deformações torácicas, escoliose, cifose e lordose da coluna vertebral, síndrome das "costas direitas", pés chatos, etc. Estas alterações estão associadas a uma rutura da estrutura da cartilagem e a um atraso na maturação da zona de crescimento epifisário, que se manifesta pelo alongamento dos ossos tubulares. A inferioridade das cartilagens das costelas é a base das deformações torácicas.

- Alterações cutâneas: hiperelasticidade, adelgaçamento, tendência para a traumatização e formação de cicatrizes quelóides ou de papel de seda.

- Alterações no sistema muscular: diminuição da massa muscular, incluindo os músculos cardíacos e oculomotores, resultando numa diminuição da contratilidade do miocárdio e miopia.

- Patologia articular: mobilidade excessiva (hipermobilidade), tendência para luxações e subluxações devido à fraqueza do aparelho ligamentar.

- Patologia visual: uma das manifestações mais frequentes da DST é representada por vários graus de miopia, deslocação do cristalino, aumento do comprimento do globo ocular, córnea plana, síndrome da esclerótica azul.

- As lesões do sistema cardiovascular são muito diversas e determinam frequentemente o prognóstico. As alterações anatómicas das válvulas cardíacas são normalmente diagnosticadas: dilatação dos anéis fibrosos e prolapsos, cordas anormais, dilatação da aorta ascendente e da artéria pulmonar com a subsequente formação de aneurismas saculares. Para além disso, as deformações torácicas e da coluna vertebral levam ao desenvolvimento de vários tipos de coração toracodiafragmático.

- A lesão vascular manifesta-se por dilatações aneurismáticas das artérias de médio e pequeno calibre e, muito frequentemente, por varizes dos membros inferiores

- As lesões broncopulmonares envolvem tanto a árvore brônquica como os alvéolos. As bronquiectasias, hipoplasias simples e quísticas, enfisema bolhoso e pneumotórax espontâneo são os diagnósticos mais frequentes[2,11,12,13,31,32,33].

Não existem lesões patológicas universais do tecido conjuntivo que formem um fenótipo específico. Cada defeito em cada doente é único à sua maneira. Ao mesmo tempo, a distribuição abrangente do tecido conjuntivo no corpo determina a poliorganicidade das lesões na displasia do tecido conjuntivo. Neste sentido, é proposta uma abordagem de classificação com o isolamento de síndromes associadas a alterações relacionadas com a displasia e condições patológicas [3,4,5].

Síndrome de perturbações neurológicas: síndrome de disfunção autonómica (distonia vegetativa, ataques de pânico, etc.), hemicrania. A síndrome de disfunção vegetativa forma-se num número significativo de doentes com displasia do tecido conjuntivo, sendo uma das primeiras. A gravidade das manifestações clínicas da síndrome aumenta em paralelo com a gravidade da displasia do tecido conjuntivo. A disfunção autonómica é observada em 97% das síndromes hereditárias, e na displasia indiferenciada do tecido conjuntivo em 78% dos doentes [9,10,11].

Síndrome asthénica: diminuição do desempenho, diminuição da tolerância às cargas físicas e psico-emocionais, aumento da fadiga. A síndrome asthénica é detectada no pré-escolar e é especialmente brilhante na escola, na adolescência e na idade jovem, acompanhando os doentes com displasia do tecido conjuntivo ao longo da vida. Existe uma dependência da gravidade das manifestações clínicas da astenia em relação à idade dos doentes: quanto mais velhos os doentes, mais queixas subjectivas [10,26,27].

Síndrome das válvulas: prolapsos isolados e combinados das válvulas cardíacas, degeneração mixomatosa das válvulas. A síndrome valvular começa a formar-se também na infância (4-5 anos de idade). Os sinais auscultatórios do prolapso da válvula mitral são detectados em diferentes idades: dos 4 aos 34 anos, mas mais frequentemente aos 12-14 anos. É de salientar que os dados ecocardiográficos se encontram num estado dinâmico: são observadas alterações mais pronunciadas nos exames de seguimento, reflectindo a influência da idade no estado do aparelho valvular. Para além disso, a gravidade das alterações valvulares é influenciada pela gravidade da displasia do tecido conjuntivo e pelo volume ventricular [10,11,18].

Síndrome toracodiafragmático: forma do tórax asténica, deformidades torácicas (em forma de funil, em forma de quilha), deformidades da coluna vertebral (escoliose, cifoescoliose, hipercifose, hiperlordose, etc.), alterações na posição de pé e na excursão do diafragma [3,4]. Entre os doentes com displasia do tecido conjuntivo, a deformidade torácica em forma de funil é a mais comum, a deformidade em forma de quilha é a segunda mais comum e a forma asténica do tórax é a mais raramente detectada. O início da formação do síndroma toracodiafragmático dá-se no início da idade escolar, as manifestações manifestam-se de forma mais nítida entre os 10 e os 12 anos de idade e a sua expressão máxima ocorre entre os 14 e os 15 anos. Em todos os casos, a deformidade em forma de funil é notada pelos médicos e pelos pais 2-3 anos antes da deformidade em forma de quilha. A presença da síndrome toracodiafragmática determina a redução da superfície respiratória dos pulmões, a deformação do lúmen da traqueia e dos brônquios, a deslocação e a rotação do coração, a "torção" dos principais troncos vasculares. As caraterísticas qualitativas (variante da deformação) e quantitativas (grau de deformação) da síndrome toracodiafragmática determinam a natureza e a gravidade das alterações dos parâmetros morfofuncionais do coração e dos pulmões. As deformações do esterno, das costelas, da coluna vertebral e a elevada posição do diafragma que lhes está associada conduzem a uma redução da cavidade torácica, a um aumento da pressão intratorácica, a uma perturbação do fluxo de entrada e saída do sangue e contribuem para arritmias cardíacas. A presença da síndrome toracodiafragmática pode levar ao aumento da pressão no sistema de pequenos círculos [5,6,7,17,18].

Síndrome vascular: 1) lesões das artérias de tipo elástico: dilatação idiopática da parede com formação de aneurismas saculares; 2) lesões das artérias de tipo muscular e misto: aneurismas de bifurcação-hemodinâmicos, dolicoectasias de dilatações arteriais alongadas e locais, tortuosidade patológica até à formação de anéis; 3)afecções venosas (tortuosidade patológica, varizes dos membros superiores e inferiores, veias hemorroidais e outras. veias); 4)telangiectasia; 5)disfunção endotelial [25,26,27,28]. As alterações vasculares são acompanhadas por um aumento do tónus no sistema de grandes e pequenas artérias e arteríolas, diminuição do volume e da taxa de enchimento do leito arterial, diminuição do tónus venoso e deposição excessiva de sangue nas veias periféricas. A síndrome vascular manifesta-se geralmente na adolescência e na idade adulta jovem, progredindo com o aumento da idade dos doentes [3,5,26,27].

Síndrome arrítmico: extra-sístoles ventriculares de várias gradações; extra-sístoles atriais multifocais, monomórficas, menos frequentemente polimórficas e monofocais; taquiarritmias paroxísticas; migração de pacemaker; bloqueio atrioventricular e intraventricular; anomalias da condução do impulso através de vias adicionais; síndrome de pré-excitação ventricular; síndrome de prolongamento do intervalo Q-T. A incidência de síndromes arrítmicas é de cerca de 64% [23,26,63].

Síndrome da morte súbita: alterações do sistema cardiovascular na displasia do tecido conjuntivo que determinam a patogénese da morte súbita - síndromes valvulares, vasculares, arrítmicas. De acordo com as observações, em todos os casos a causa da morte está direta ou indiretamente relacionada com alterações morfofuncionais do coração e dos vasos: nalguns casos é causada por patologia vascular grosseira, fácil de verificar na autópsia (rutura de aneurismas da aorta, artérias cerebrais, etc.), noutros casos a morte súbita é causada por factores difíceis de verificar na mesa de corte (morte arrítmica) [12,14,28].

Síndrome broncopulmonar: discinesia traqueobrônquica, traqueobroncomalácia, traqueobroncomegalia, perturbações da ventilação (perturbações obstrutivas, restritivas, mistas), pneumotórax espontâneo. Os autores modernos descrevem as perturbações broncopulmonares na displasia do tecido conjuntivo como perturbações geneticamente determinadas da arquitetura do tecido pulmonar, sob a forma de destruição dos septos interalveolares e de subdesenvolvimento das fibras elásticas e musculares nos pequenos brônquios e bronquíolos, levando a um aumento da extensibilidade e a uma redução da elasticidade do tecido pulmonar [34,35,40].

Síndrome de perturbações imunológicas: síndrome de imunodeficiência, síndrome autoimune, síndrome alérgica. O estado funcional do sistema imunitário na displasia do tecido conjuntivo é caracterizado tanto pela ativação dos mecanismos imunitários que asseguram a manutenção da homeostasia como pela sua insuficiência, o que leva a uma diminuição da capacidade de libertar adequadamente o organismo de partículas estranhas e, consequentemente, ao desenvolvimento de doenças infecciosas e inflamatórias recorrentes do sistema broncopulmonar [23,25,30].

Síndrome visceral: nefroptose e distopias renais, ptose do trato gastrointestinal, órgãos pélvicos, discinesia do trato gastrointestinal, refluxos duodenogástrico e gastroesofágico, insuficiência esfincteriana, divertículos esofágicos, hérnia da abertura esofágica do diafragma; ptose dos órgãos genitais nas mulheres [23,28,30,31].

Síndrome de patologia visual: miopia, astigmatismo, hipermetropia, estrabismo, nistagmo, descolamento da retina, deslocação e subluxação do cristalino. As perturbações da acomodação manifestam-se em diferentes períodos da vida, na maioria dos doentes examinados - nos anos escolares (8-15 anos) e progride até aos 20-25 anos [20,21,34,35].

Displasias hematomesenquimatosas hemorrágicas: Hemoglobinopatias, síndrome de Randu-Osler-Weber, síndromes hemorrágicas recorrentes (disfunção plaquetária hereditária, síndrome de Willebrand, variantes combinadas) e trombóticas (hiperagregação plaquetária, síndrome antifosfolípido primário, hiperhomocisteinemia, resistência do fator Va à proteína C activada) [21,36,62].

Síndrome patológico do pé: pé boto, pés planos (longitudinais, transversais), pés cavos. A síndrome da patologia do pé é uma das primeiras manifestações da insuficiência do tecido conjuntivo. O mais comum é o pé plano transversal (pé plano transversal), em alguns casos combinado com o desvio para fora do 1° dedo do pé (hallusvalgus) e o pé plano longitudinal com pronação do pé (pé plano). A presença da síndrome da patologia do pé reduz ainda mais a possibilidade de desenvolvimento físico dos doentes com displasia do tecido conjuntivo, forma um certo estereótipo de vida e agrava os problemas psicossociais [23,24,31].

Síndrome de hipermobilidade articular: instabilidade articular, luxações e subluxações articulares. A incidência de hipermobilidade articular é significativamente mais elevada em doentes com displasia grave do tecido conjuntivo [34,35,36].

Síndrome vertebrogénica: osteocondrose juvenil da coluna vertebral, instabilidade, hérnias intervertebrais, insuficiência vertebrobasilar; espondilolistese. Desenvolvendo-se em paralelo com o desenvolvimento da síndrome toracodiafragmática e da síndrome de hipermobilidade, a síndrome vertebrogenética agrava significativamente as suas consequências [18,19,35].

Síndroma cosmético: dismorfismos displásicos da região maxilofacial (anomalias da mordida, palato gótico, assimetrias faciais pronunciadas); deformações dos membros em forma de O e X; alterações cutâneas (pele fina, translúcida e facilmente ferida, aumento da extensibilidade da pele, sutura em "papel de seda") [20,26,27,34,35]. A síndrome cosmética da displasia do tecido conjuntivo é significativamente agravada pela presença de pequenas anomalias de desenvolvimento detectadas na maioria absoluta dos doentes com displasia do tecido conjuntivo. A grande maioria dos doentes tem 1-5 microanomalias (hipertelorismo, hipotelorismo, aurículas "enrugadas", orelhas grandes e salientes, pouco crescimento de cabelo na testa e no pescoço, torcicolo, diastema, crescimento anormal dos dentes, etc.)[20,26,27,60,61].

O conceito de desenvolvimento físico. Métodos de determinação e avaliação do desenvolvimento físico

De acordo com a literatura [53,54,55], os distúrbios do desenvolvimento físico (DP) são notados neste contingente de pacientes.

O desenvolvimento físico humano (DP) é entendido como um conjunto de caraterísticas morfológicas e funcionais do organismo em sua inter-relação. Uma vez que o ritmo e o limite final do potencial biológico dependem de factores genéticos e ambientais, o DP de uma criança é um dos critérios mais importantes na avaliação do seu estado de saúde. A avaliação do FR de uma criança baseia-se nos parâmetros de crescimento, peso corporal, proporções de desenvolvimento de cada parte do corpo, bem como no grau de desenvolvimento das capacidades funcionais do seu organismo (capacidade vital dos pulmões, força muscular das mãos, etc.; desenvolvimento muscular e tónus muscular, estado da postura, aparelho músculo-esquelético, desenvolvimento da camada de gordura subcutânea, turgor dos tecidos), que dependem da diferenciação e maturidade dos elementos celulares dos órgãos e tecidos, das capacidades funcionais do sistema nervoso e do aparelho endócrino.

Os métodos utilizados para estudar o desenvolvimento físico das crianças incluem: medição do tamanho e do peso do corpo (antropometria), exame e descrição das caraterísticas e da aparência do corpo (somatoscopia), dinamometria, teste de desempenho físico com teste do degrau ou cicloergometria. Por vezes, este complexo inclui alguns indicadores fisiométricos (capacidade vital dos pulmões, dados do ECG, etc.). Quanto maior for o número de caraterísticas incluídas na avaliação do desenvolvimento físico, mais exacta será a própria avaliação [53,54,55,56].

Ao avaliar o desenvolvimento físico, é importante avaliar não só a região de residência, mas também o tipo de povoação (cidade, aldeia). Os resultados das medições antropométricas de grupos populacionais grandes (pelo menos 100-150 pessoas), homogéneos em termos de sexo, idade e outras caraterísticas, são utilizados como padrões. As normas de desenvolvimento físico têm sempre um carácter regional e, nas regiões habitadas por diferentes grupos étnicos, devem ser utilizadas normas desenvolvidas separadamente para os representantes desses grupos [56,57,58,59,60].

Durante a **somatoscopia**, é prestada atenção à postura, ao físico, à forma do tórax, das pernas, dos pés e à mobilidade das articulações, à condição da pele, à deposição de gordura, à forma das costas, do tórax, do abdómen, das pernas, dos pés, ao grau de desenvolvimento muscular e ao sistema músculo-esquelético.

Examina-se a coluna vertebral nos planos sagital e frontal, determina-se a forma da linha formada pelos processos espinhosos das vértebras, presta-se atenção à simetria das omoplatas e ao nível dos ombros, ao estado do triângulo da cintura formado pela linha da cintura e pelo braço descido. A forma do dorso é caracterizada como normal, plana, redonda, côncava, côncava.

A postura é avaliada como correta, descaída, cifótica, lordótica e erecta. Para determinar a postura, são efectuadas observações visuais sobre a posição das omoplatas, o nível dos ombros e a postura da cabeça.

A postura normal é definida por cinco atributos:

1 - a localização dos processos espinhosos das vértebras ao longo de um fio de prumo que desce do tubérculo occipital e corre ao longo da prega glútea;

2 - com as ombreiras ao mesmo nível;

3 - com as duas omoplatas ao mesmo nível;

4 - triângulos iguais (direito e esquerdo) formados pelo tronco e os braços soltos;

5 - corrigir as curvas da coluna vertebral no plano sagital (até 5 cm de profundidade na coluna lombar e até 2 cm de profundidade na coluna cervical).

A forma das pernas é determinada numa posição de pé com os calcanhares juntos. A forma da perna é avaliada como regular, em X ou em O.

Ao examinar a superfície de apoio do pé, é dada atenção à largura do istmo que liga a zona do calcanhar ao antepé, bem como à plantografia. É feita uma distinção entre pés normais, achatados e planos.

Quando se examina o tórax, observa-se a sua forma, a simetria na respiração das duas metades do tórax e o tipo de respiração. A forma do tórax, de acordo com os tipos constitucionais, é definida como normostrénica, asténica, hiperesténica, mista.

A forma normosténica do tórax é caracterizada pela proporcionalidade da relação entre as dimensões ântero-posterior e transversal, os espaços supra e subclávios são moderadamente pronunciados. As omoplatas estão estreitamente unidas ao tórax, os espaços intercostais não são bem expressos. O ângulo supracostal está próximo do ângulo reto e é de aproximadamente 90°.

O tórax asténico é bastante plano porque a dimensão antero-posterior é reduzida em relação à dimensão transversal. Os espaços supra e subclávios estão deprimidos e as omoplatas estão recuadas em relação ao tórax. O bordo da X costela está livre e é facilmente identificável à palpação. O ângulo supracostal é agudo - inferior a 90°.

Forma hiperesténica do tórax. O seu diâmetro ântero-posterior é superior ao normoténico, pelo que a secção transversal se aproxima de um círculo. Os espaços intercostais são estreitos e os espaços supra e subclávios são mal definidos. O ângulo supracostal é obtuso, superior a 90°.

As formas patológicas do tórax desenvolvem-se sob a influência de processos dolorosos nos órgãos da cavidade torácica ou de deformações esqueléticas.

A forma da caixa torácica também pode ser afetada por diferentes tipos de curvatura da coluna vertebral. Por exemplo, a curvatura cifótica da coluna vertebral é frequentemente combinada com escoliose simultânea e designa-se por cifoescoliose, e o tórax é cifoescoliótico

Ao examinar o tórax, é igualmente necessário prestar atenção ao tipo de respiração, à sua frequência, profundidade e ritmo. Distinguem-se os seguintes tipos de respiração: torácica, abdominal e mista. Se os movimentos respiratórios forem realizados principalmente devido à contração dos músculos intercostais, então fala-se do tipo de respiração torácica, ou das costelas. É inerente sobretudo às mulheres. O tipo de respiração abdominal é caraterístico dos homens. O tipo misto, no qual a parte inferior do tórax e a parte superior do abdómen estão envolvidas na respiração, é caraterístico dos atletas.

O desenvolvimento muscular caracteriza-se pela quantidade de tecido muscular, a sua elasticidade, o seu relevo, etc. O desenvolvimento da musculatura é também avaliado pela posição das omoplatas, a forma do abdómen, etc. O desenvolvimento muscular determina em grande parte a força, a resistência de uma pessoa e o tipo de desporto que pratica.

A constituição corporal é determinada pelo tamanho, forma, proporção (a relação entre um tamanho de corpo e outro) e a forma como as partes do corpo estão dispostas. A constituição corporal é influenciada pelo desporto, pela alimentação, pelo ambiente (condições climáticas) e por outros factores. Existem diferentes tipos de constituição: hiperstênica, asténica e normosténica.

No tipo hiperstênico de um físico prevalecem os tamanhos transversais de um corpo, a cabeça é arredondada, o rosto é largo, o pescoço é curto e grosso, o tórax é largo e curto, o estômago é grande, os membros são curtos e grossos, a pele é densa.

O tipo de físico asthénico caracteriza-se pela predominância das dimensões longitudinais do corpo. Os astenicos têm um rosto estreito, pescoço longo e fino, peito longo e plano, abdómen pequeno, membros finos, músculos subdesenvolvidos, pele fina e pálida.

O tipo de físico normosténico caracteriza-se por um físico proporcional.

Verificou-se a dependência entre o tipo constitucional de uma pessoa e a sua suscetibilidade a determinadas doenças. Assim, os asténicos são mais propensos a sofrer de tuberculose, doenças gastrointestinais, enquanto os hiperténicos são mais propensos a sofrer de doenças metabólicas, doenças hepáticas, hipertensão e outras.

Medição da flexibilidade (mobilidade) da coluna vertebral e das articulações periféricas.

A flexibilidade é a capacidade de efetuar movimentos de grande amplitude. A medida da flexibilidade é a amplitude máxima dos movimentos. É feita uma distinção entre flexibilidade ativa e passiva. A flexibilidade ativa é realizada pelo próprio sujeito, a flexibilidade passiva é realizada sob a influência de uma força externa (em doentes - com a ajuda de um metodologista de LFC). A flexibilidade depende do estado das articulações, da elasticidade (extensibilidade) dos ligamentos, dos músculos, da idade, da temperatura ambiente, do biorritmo, da hora do dia, etc.

Para medir a mobilidade articular, é utilizado um goniómetro de barra, que consiste numa barra móvel e num goniómetro de gravidade (em graus). A mobilidade articular é medida em flexão e extensão As articulações têm uma amplitude de movimento fisiológica e não é seguro aumentá-la à força.

Na **antropometria**, são medidos os seguintes elementos: Altura em pé, altura sentado, peso, perímetro torácico pausado (PCC), PCC de inspiração, PCC de expiração, excursão pulmonar, perímetro da cintura, perímetro do ombro, perímetro do antebraço, perímetro da coxa, perímetro da canela, diâmetro do ombro (D), D do tórax frontal, D do tórax sagital, D da bacia, D do ombro distal, D do antebraço distal, D da coxa distal, D da tíbia distal, medição da força muscular da mão - dinamometria, medição da força muscular das costas (força das costas), medição da capacidade vital dos pulmões (VCL) por espirometria.

O nível de desenvolvimento físico é determinado por um conjunto de métodos baseados em medições das caraterísticas morfológicas e funcionais. Existem indicadores antropométricos de base e indicadores antropométricos suplementares. Os primeiros incluem a altura, o peso corporal, o perímetro torácico (na inspiração máxima, na pausa e na expiração máxima), a força das mãos e a força da postura (força dos músculos das costas). Além disso, os principais indicadores do desenvolvimento físico incluem a determinação da relação entre os tecidos "activos" e "passivos" do corpo (massa magra, gordura corporal total) e outros indicadores da composição corporal. Outros indicadores antropométricos incluem a altura do assento, o perímetro do pescoço, o abdómen, a cintura, a coxa, a canela, o ombro, os diâmetros sagital e frontal da caixa torácica, o comprimento do braço e outros. Assim, a antropometria inclui a determinação de comprimentos, diâmetros, circunferências, etc.

Os índices antropométricos obtidos são avaliados pelos métodos do índice e do percentil.

Índices de desenvolvimento físico. Trata-se de índices de desenvolvimento físico que representam o rácio de vários traços antropométricos expressos em fórmulas matemáticas a priori.

Os seguintes índices são utilizados para avaliar o desenvolvimento físico dos doentes: índice de suporte de peso (Kettle), índice de Erisman (índice de proporcionalidade do desenvolvimento do tórax), índice vital, índices de força, índice de Pinier (índice de força física), índice de Pirke (coeficiente de proporcionalidade). As fórmulas de cálculo dos índices são apresentadas no Apêndice 1.

O *método dos percentis* dá uma caraterística real dos indicadores numa forma condensada. A essência do método é que todas as variantes da caraterística estudada são organizadas em classes do valor mínimo ao valor máximo e, por transformação matemática, toda a série é dividida em 100 partes. As colunas das tabelas de percentis mostram os limites do atributo medido para uma determinada percentagem (ou percentil) de todas as crianças do grupo etário-sexual.

É utilizada uma escala em que são fornecidos os limites dos percentis 3 (5), 10, 25, 50, 75, 90, 97(95). Os tamanhos de todos os intervalos de percentis não são iguais.

Dois tipos de padrões de percentis são mais frequentemente utilizados para monitorizar o desenvolvimento: escalas de percentis univariadas (que avaliam a distribuição das caraterísticas em relação ao sexo e à idade) e gráficos (nomogramas que mostram a distribuição do peso corporal em relação ao comprimento corporal).

Nos inquéritos de massa a crianças, recomendam-se tabelas de percentis unidimensionais para avaliar os índices antropométricos básicos, identificar grupos com valores "limítrofes" e possíveis desvios patológicos das caraterísticas. A utilização prática destas tabelas é simples e cómoda. Cada caraterística medida é colocada no seu próprio corredor (intervalo) da escala de percentis na tabela correspondente. Dependendo do número do intervalo de centésimos, que reflecte a sua posição na linha, é formulado um juízo de avaliação e é tomada uma decisão médica de acordo com o seguinte esquema:

O intervalo do 1º centil é a área dos valores "baixos", ocorre raramente (não mais de 3 ou 5%) em crianças saudáveis, a criança necessita de ser examinada ou aconselhada - "Grupo de Diagnóstico". Existe uma particularidade histórica - ao avaliar os índices antropométricos, os pontos de corte de 3 e 97% são normalmente considerados como o 1º e o 8º c.i., enquanto o IMC e os índices hemodinâmicos são considerados como pontos de corte de 5 e 95%, respetivamente.

Intervalo do 2º centil - 3(5) a 10 centis, uma área de valores "reduzidos", ocorre em 7(5)% das crianças saudáveis, a criança é indicada para aconselhamento na presença de outras anomalias de saúde ou de desenvolvimento - "Grupo de Atenção".

O *intervalo do 3° percentil* vai do 10° ao 25° percentil, uma área de valores "abaixo da média", encontrada em 15% das crianças saudáveis;

O *intervalo do 4° centile* - de 25 a 50 centis, a área dos valores "médios", ocorre em 25% das crianças saudáveis.

O percentil 50 representa a mediana;

O *intervalo do 5° centil* - de 50 a 75 centis, a área de valores "médio-alto", ocorre em 25% das crianças saudáveis;

Intervalo do 6° centil - 75 a 90° centil, a área de valores "elevados", ocorre em 15% das crianças saudáveis;

Intervalo do 7° centil - 90 a 97(95) centis, uma área de valores "elevados", ocorre em 7(5)% das crianças saudáveis, o aconselhamento é indicado na presença de outras anomalias de saúde ou de desenvolvimento - "Grupo de Atenção".

Intervalo do 8° percentil - a partir do percentil 97(95), a área de valores "elevados", ocorre raramente (não mais de 3(5)%) em crianças saudáveis, elevada probabilidade de natureza patológica das alterações, a criança requer exame ou aconselhamento - 'Grupo de Diagnóstico".

Para os exames de rastreio, sugere-se que os valores nos intervalos de 3 a 6 centis (10 a 90 centis) encontrados em 80 por cento das crianças saudáveis sejam considerados como variantes da norma.

Com base nas estimativas de centésimos do comprimento do corpo (CC), da massa corporal (MC) e do perímetro torácico (PC), determina-se a harmonia do estado morfológico do organismo. Os rácios ideais destes indicadores proporcionam um funcionamento perfeito do aparelho músculo-esquelético, cardiovascular, respiratório e de outros sistemas do organismo. O diagnóstico da obesidade baseia-se na correspondência destes indicadores. Se a diferença entre os números dos intervalos dos centiles entre dois dos indicadores acima referidos não exceder 1, o desenvolvimento deve ser considerado harmonioso. Se esta diferença for de 2, a evolução é desarmónica, e se a diferença for de 3 intervalos ou mais, falamos de uma evolução acentuadamente desarmónica, ou heterocrónica.

A avaliação numa escala unidimensional de centésimos fornece um meio de calcular o somatótipo do tempo.

O somatótipo temporal é uma caraterística da taxa de crescimento de uma criança, determinada com base nos números dos percentis DT, MT e OGC e que reflecte a idade biológica da criança. O somatótipo é calculado como a soma dos números dos intervalos dos percentis (escala idade-sexo) para o comprimento, peso corporal e perímetro torácico. Existem 3 tipos de índices de desenvolvimento etário:

1 *.tipo MICROSOMÁTICO* caracterizado por um ritmo de desenvolvimento etário mais lento - soma das pontuações de 3 a 10.

2 *Tipo MESOSOMÁTICO* que caracteriza a taxa média de crescimento - soma das pontuações de 11 a 17. Este tipo pode ser dividido em 2 subtipos:

a) Micromesossomático - uma soma de 11 a 13 pontos, com uma taxa de crescimento moderadamente lenta;

б) Macromesossomático - uma soma de 14 a 17 pontos com uma taxa de crescimento moderadamente acelerada.

3. *tipo MACROSOMATICO* caracterizado por ritmos de desenvolvimento acelerados - soma das pontuações de 18 a 24.

Peculiaridades do desenvolvimento físico em DST

Na somatoscopia, o físico de muitas crianças com DST é anormal, com síndroma cosmético sob a forma de várias deformidades da área maxilofacial (MFA), bem como vários tipos de anomalias posturais e forma anormal do tórax.

As crianças que sofrem de DST também apresentam deformações dos membros em forma de O e em forma de X, pé achatado, pés chatos de grau I, II e III.

O exame da pele e das membranas mucosas visíveis revela palidez da pele e das membranas mucosas visíveis, escleróticas ictéricas e coloração azulada à volta dos olhos.

A maioria das crianças tem gordura subcutânea e sistema muscular pouco desenvolvidos, e o aparelho músculo-esquelético (MSA) apresenta hipermobilidade articular.

As crianças com DST têm frequentemente caixa torácica em forma de funil, raquítica, navicular, etc.

Capítulo II. Aplicação de factores físicos na reabilitação de crianças com displasia do tecido conjuntivo

Uma condição importante para a reabilitação eficaz de doentes com várias formas nosológicas de displasia do tecido conjuntivo (DTC) é a escolha correta dos meios médicos: não-medicação, medicação ou cirurgia. A literatura [16,19,25,32,37,41,43,49] formula os princípios básicos do tratamento destes doentes:

1. **Terapia não medicamentosa** (regime adequado, dieta, **fisioterapia**, massagem, fisioterapia e eletroterapia, psicoterapia, tratamento em sanatório-resort, correção ortopédica, orientação vocacional) [41,43].

2. **Dietoterapia** (utilização de alimentos enriquecidos com proteínas, vitaminas e oligoelementos).

3. **Terapia sintomática medicamentosa** (tratamento da síndrome da dor, melhoria do fluxo sanguíneo venoso, administração de beta-bloqueadores, adaptógenos, sedativos, hepatoprotectores, tratamento cirúrgico, etc.). [16,19].

4. **Terapia patogenética** (estimulação da formação de colagénio, correção das perturbações da síntese e do catabolismo dos glicosoaminoglicanos, estabilização do metabolismo mineral e vitamínico, melhoria do estado bioenergético do organismo) [32,37,41].

Princípios básicos da terapia não medicamentosa

Na ausência de uma perturbação funcional significativa dos principais órgãos e sistemas, os doentes com DST devem ser submetidos a um regime geral com uma alternância adequada entre trabalho (estudo) e repouso. As excepções são os doentes com osteogénese imperfeita, que devem levar um estilo de vida suave (usar espartilhos, usar muletas, evitar traumatismos) para evitar fracturas. Os doentes com osteoartrite no contexto da DST também necessitam de limitar a carga sobre as articulações afectadas. Não é recomendável correr, saltar, levantar e carregar pesos pesados, agachar-se, andar depressa, especialmente em terrenos acidentados, subir colinas e andar em escadas. É aconselhável evitar posições fixas, como estar sentado ou de pé durante muito tempo numa só postura, o que prejudica o fluxo sanguíneo para as articulações doentes [12,16,17,25]. Quando as articulações das extremidades superiores estão afectadas, deve ser limitado o transporte de pesos pesados, empurrar coisas pesadas com as mãos, tocar instrumentos musicais e escrever num teclado apertado. O ritmo de atividade motora ideal para doentes com osteoartrite no contexto da DST é uma alternância razoável de carga (10-15 minutos) com períodos de repouso (5-10 minutos), durante os quais a articulação deve ser descarregada numa posição deitada ou sentada. Para restabelecer a circulação sanguínea após a carga, devem ser efectuados vários movimentos articulares (flexão, extensão, ciclismo) nas mesmas posições [25,32,37,41].

Massagem terapêutica - alivia espasmos musculares dolorosos, melhora o fornecimento de sangue, a transmissão de impulsos nervosos, a trófica dos músculos do tronco e das articulações. Recentemente, foi generalizada a utilização da massagem pontual com um feixe de laser de hélio-néon, que tem um efeito bioestimulante, analgésico e sedativo. Os procedimentos são efectuados diariamente ou com intervalos de um ou dois dias, sendo desejável efetuar pelo menos três cursos de tratamento (15-20 sessões) com um intervalo de um mês. A massagem subaquática tem resultados favoráveis [25,32,37].

Peculiaridades da fisioterapia na criança

As particularidades da aplicação de métodos de fisioterapia em crianças são condicionadas pelas diferenças anátomo-fisiológicas relacionadas com a idade e pelas particularidades da patologia. O organismo da criança difere não só em tamanho mais pequeno, mas também qualitativamente, está em constante crescimento e desenvolvimento, o que limita as capacidades de adaptação. A doença conduz frequentemente a um atraso no desenvolvimento. A tarefa de aplicar factores físicos é a prevenção e o tratamento de doenças, bem como assegurar o desenvolvimento de todos os sistemas e funções de acordo com a idade. Ao selecionar os factores, é necessário ter em conta a idade da criança, a natureza e a fase da doença e o mecanismo de ação do fator. É importante escolher a metodologia, os parâmetros de exposição em função da reatividade individual, especialmente em crianças com alergias. Ao mesmo tempo, os métodos de tratamento não medicamentoso são particularmente importantes nas doenças alérgicas, permitindo reduzir a dose dos medicamentos, nivelando os seus efeitos secundários.

Na infância, os métodos físicos desempenham um papel essencial na prevenção de doenças, aumentando a resistência do organismo da criança a influências externas e internas desfavoráveis.

A galvanização e a eletroforese de medicamentos são utilizadas em crianças a partir das 2-3 semanas de vida. [22]Densidade máxima de corrente para crianças até 1 ano de vida - 0,01 - 0,02 mA/cm de duração - até 10 minutos; em idade pré-escolar - 0,03-0,05 e 10-15 minutos, respetivamente; mais de 7 anos - de 0,05 a 0,07 mA/cm e até 1520 minutos; para o curso do tratamento de 10 a 12-15 procedimentos.

São utilizadas diferentes colocações de eléctrodos: transversal, longitudinal, segmentar-reflexo, endonasal, Vermel.

A magnetoterapia de baixa frequência é um método que utiliza a exposição a um campo magnético alternado de baixa frequência. Este fator é bem tolerado pelas crianças e tem um efeito analgésico ligeiro. A dosagem da exposição ao LFMNF é efectuada através da indutância em militesla (mTl) e do tempo de exposição (as crianças utilizam de 9,8 a 25 mTl, o que corresponde à posição 1-4 do indicador de intensidade). A duração dos procedimentos diários é de 10-15 a 20 minutos; para um curso de tratamento, de 10-15 minutos a 20 procedimentos.

Na prática pediátrica, os ultra-sons são utilizados com uma frequência de 880 e 2640 kHz; estas frequências permitem a penetração das vibrações respetivamente a uma profundidade de 4-5 ou 1,5 - 2 cm. A frequência de 2640 mHz é recomendada no tratamento de doenças inflamatórias focais da pele. Os ultra-sons para crianças não são utilizados nas zonas de crescimento dos ossos. [2]Na fonoforese de medicamentos para crianças com mais de 3-5 anos de idade, utilizar o modo de pulso e a intensidade de 0,1 a 0,3 W/cm. As crianças com menos de 3 anos de idade, a terapia de ultra-sons é realizada apenas para indicações especiais com uma intensidade de 0,05 a 0,1 a 0,3-W/cm2 (para crianças mais velhas em idade escolar com contraturas). Duração da exposição de 2-3 a 5 minutos por campo, para um curso de tratamento de 6-8 a 10 procedimentos efectuados em dias alternados.

Na fisioterapia de crianças doentes é necessário ter em conta, para além da idade, as particularidades da reatividade: o estado de espírito alérgico do organismo pode provocar uma reação inadequada. As crianças com reacções neuróticas requerem mais atenção. A criança nem sempre consegue avaliar corretamente os seus sentimentos, pelo que é importante observar o seu comportamento, as expressões faciais, a coloração da pele. A eficácia do tratamento depende em grande parte do comportamento do pessoal: um ambiente calmo, um contacto amigável com a criança, a confiança no sucesso melhoram os resultados. É importante não sobrecarregar a criança com procedimentos.

As contra-indicações gerais para a utilização de factores físicos são: estado geral grave, temperatura corporal febril, tuberculose ativa, aumento da hemorragia, insuficiência circulatória, função renal, função hepática, hipotrofia grave, neoplasias malignas. Existem também contra-indicações para a utilização de determinados factores: fotossensibilização - para a radiação UV, perturbação da sensibilidade ao calor - para procedimentos térmicos, síndrome epilético - para electroestimulação e outros procedimentos eléctricos, alergia a medicamentos - para a utilização deste medicamento em aerossóis, eletroforese.

Peculiaridades da aplicação de eléctrodos em crianças:

1. a intensidade (ou densidade) da corrente é menor:

- até 1 ano - 0,01 mA/cm^2
- 1 a 2 anos - 0,02 mA/cm^2
- 3 a 5 anos - 0,03 mA/cm^2
- 6 a 10 anos - 0,04 mA/cm^2
- dos 11 aos 14 anos de idade - 0,05 mA/cm^2
- 15 a 17 anos - 0,06 mA/cm^2

2. ^{2}eléctrodos pequenos de 50 cm a 150 cm^2
3. almofadas de bolso
4. atados com ligaduras elásticas de borracha.
5. fixação do elétrodo com um saco cheio de areia
6. o aparelho é mantido fora do alcance das crianças
7. os fios condutores de corrente devem ser soldados aos eléctrodos condutores
8. a blindagem da placa galvânica deve ser ligada a 5 miliamperes.

Aplicação de factores físicos nos períodos pré-operatório e pós-operatório precoce

Um passo obrigatório na gestão dos doentes com DST após um exame e diagnóstico abrangentes é uma discussão competente entre o médico e o doente antes de iniciar a terapia de reabilitação. É necessário ganhar a confiança do doente e dos seus pais na possibilidade de uma melhoria fiável da qualidade de vida e da recuperação das capacidades de adaptação perdidas.

O tratamento fisioterapêutico é utilizado de acordo com as indicações. Assim, na osteogénese imperfeita para acelerar a consolidação das fracturas, na osteoporose de várias géneses recomenda-se a eletroforese de uma solução de cloreto de cálcio a 5%, de uma solução de sulfato de magnésio a 4%, de uma solução de sulfato de cobre a 2% ou de uma solução de sulfato de zinco a 2% na zona do colarinho ou localmente. Em caso de síndrome de distonia vagotónica vagotónica, que acompanha frequentemente a DST, utiliza-se uma solução a 1% de benzoato de sódio de cafeína, de cloridrato de efedrina ou de mesaton, segundo o método do colarinho ou segundo o método dos reflexos iónicos de Scherbak. Para estimular a função do córtex suprarrenal, utiliza-se a eletroforese medicamentosa com etomizol a 1,5% e DMV na zona suprarrenal. Para normalizar o tónus vascular, prescrevem-se procedimentos hídricos que proporcionam vasos de "ginástica": banhos gerais de dióxido de carbono, de coníferas, de cloreto de hidrogénio, de sulfureto de hidrogénio e de radão. Em casa, existem banhos de imersão, de fricção, de contraste, de sal e de espuma. Um método fisioterapêutico muito útil de tratamento - sauna (temperatura do ar - 100°C, humidade relativa - 10-12%, duração da estadia - 30 minutos), o curso - 25 sessões durante 3-4 meses. A terapia magnética, indutiva e laser, a eletroforese com Dimexide (sulfóxido de dimetilo) são muito utilizadas para melhorar a nutrição da cartilagem.

Para amolecer formações de tecido conjuntivo denso (por exemplo, cicatrizes quelóides pós-operatórias), os doentes com DST são submetidos a fonoforese. Para o efeito, são utilizadas colalisina (colagenase), solução de hidrocortisona a 0,2%, succinato hidrossolúvel, lidase e fibrinolisina. A eletroforese segundo o método dos 4 eléctrodos de ácido ascórbico, enxofre, zinco, cobre; a cromoterapia (matriz verde, vermelha) segundo o método geral são amplamente utilizados [25,32,41,43,49].

Capítulo III. Aplicação do treino físico terapêutico nas fases de reabilitação

Na ausência de uma perturbação funcional significativa dos principais órgãos e sistemas, os doentes com DST devem ser submetidos a um regime geral com uma alternância adequada entre trabalho (estudo) e repouso. A exceção são os doentes com osteogénese imperfeita, que devem levar um estilo de vida suave (usar espartilhos, usar muletas, evitar traumatismos) para evitar fracturas. Os doentes com osteoartrite no contexto da DST também necessitam de limitar a carga sobre as articulações afectadas. Não é recomendável correr, saltar, levantar e carregar pesos pesados, agachar-se, andar depressa, especialmente em terrenos acidentados, subir colinas e andar em escadas. É aconselhável evitar posições fixas, como estar sentado ou de pé durante muito tempo numa só posição, o que piora o fluxo sanguíneo para as articulações afectadas. Quando as articulações das extremidades superiores são afectadas, é necessário limitar o transporte de pesos pesados, empurrar coisas pesadas com as mãos, tocar instrumentos musicais, escrever num teclado apertado. O ritmo de atividade motora ideal para doentes com osteoartrite no contexto da DST é uma alternância razoável de carga (10-15 minutos) com períodos de repouso (5-10 minutos), durante os quais a articulação deve ser descarregada numa posição deitada ou sentada. Para restabelecer a circulação sanguínea após a carga, devem ser efectuados vários movimentos articulares (flexão, extensão, andar de bicicleta) nas mesmas posições.

O treino físico terapêutico (TPT) é um método de conteúdo biológico natural, que se baseia na utilização da principal função biológica do organismo - o movimento. A função do movimento é o principal estimulador dos processos de crescimento, desenvolvimento e formação do organismo. A função do movimento é o principal estimulador dos processos de crescimento, desenvolvimento e formação do organismo. A função do movimento, estimulando a atividade ativa de todos os sistemas do organismo, apoia-os e desenvolve-os, contribuindo para a melhoria da capacidade de trabalho geral do paciente.

O método LFK é um método de terapia não específica, e os exercícios físicos utilizados são estímulos não específicos. Qualquer exercício físico envolve sempre todas as partes do sistema nervoso numa resposta.

O LFK como método de terapia patogénica. A aplicação sistemática de exercícios físicos é capaz de influenciar a reatividade do organismo, de alterar tanto a reação geral do paciente como a sua manifestação local.

A LFC é um método de terapia funcional ativa. O treino regular doseado com exercícios físicos estimula, treina e adapta os sistemas individuais e todo o organismo do doente a cargas físicas crescentes, conduzindo eventualmente à adaptação funcional do doente [11,20,25].

A fisioterapia é indicada para todos os doentes com DST. Recomenda-se um treino físico moderado regular (3-4 vezes por semana, 20-30 minutos) destinado a fortalecer os músculos das costas, do abdómen e dos membros. Os exercícios são realizados num modo estático-dinâmico sem contacto, na posição supina. Os exercícios físicos não devem aumentar a carga sobre o aparelho ligamentar-articular e aumentar a mobilidade das articulações e da coluna vertebral. O método de exercício terapêutico deve ser sempre discutido com um especialista. É necessário ter em conta a natureza da patologia, os critérios clínicos, radiológicos e bioquímicos da lesão do sistema músculo-esquelético. É útil prescrever complexos de exercícios efectuados na posição supina ou abdominal [41,43]. A maioria dos doentes está contra-indicada para a tração suspensa e espinal, desportos de contacto, treino isométrico, levantamento de pesos e transporte de grandes pesos. Os hidroprocedimentos, a natação terapêutica, que alivia a carga estática na coluna vertebral, têm um bom efeito.

Recomenda-se o treino aeróbico do sistema cardiovascular: caminhada doseada, esqui, viagens, caminhadas, jogging, ciclismo confortável. É útil a atividade física doseada em máquinas de exercício e bicicletas de treino, badminton, ténis de mesa, exercícios com halteres leves, exercícios respiratórios. A atividade física sistemática aumenta a capacidade de adaptação do sistema cardiovascular. No entanto, na presença de sinais de lesão do sistema cardiovascular - miocardiodistrofia, cardiomiopatia, degeneração mixomatosa e prolapso significativo dos folhetos valvulares, dilatação da raiz da aorta - é estritamente proibido o esforço físico ou mental excessivo e a participação em quaisquer competições desportivas [11,12,16,17,19]. Todos os doentes com DST não devem praticar desportos profissionais nem dançar, uma vez que cargas excessivas no tecido conjuntivo funcionalmente deficiente levarão à sua descompensação extremamente rápida [43].

Resultados da investigação própria

Foram examinados 126 pacientes com idades compreendidas entre os 5 e os 17 anos, com o diagnóstico de TMDT com a síndrome cosmética principal acompanhada de várias deformidades da BFD, confirmadas clínica e instrumentalmente. Havia 53 (42%) rapazes e 73 (68%) raparigas, distribuídos por grupos etários (Tabela 1).

Tabela 1.

Distribuição dos doentes por grupos etários

Paulo	Idade, anos												
	5-6		7	8	9	10	11	12	13	14	15	16	17
Mal, n	4	10	8	4	2	8	6	2	4	1	-	3	2
Dev, n	2	5	10	2	8	7	1	6	6	10	8	5	3

O desenvolvimento físico das crianças foi estudado através de métodos de somatoscopia e antropometria.

Caraterísticas clínicas e funcionais dos pacientes e avaliação do desenvolvimento físico

Na somatoscopia, foram obtidos os seguintes resultados:

O físico foi avaliado como "correto" em 47% e "incorreto" em 53% das crianças.

У 100% das crianças examinadas apresentavam uma síndrome cosmética sob a forma de várias deformações da região maxilofacial (MFR).

У 87% das crianças apresentavam vários tipos de perturbações da postura e 43% tinham uma forma anormal do tórax (Quadro 4).

A forma correta da perna foi observada em 36% das crianças, 41% tinham deformações dos membros em forma de O e 23% em forma de X.

A forma correta do pé foi observada em 17%, achatada em 35%, pés planos de I grau em 29%, II grau em 16% e III grau em 3% das crianças.

Ao avaliar o estado da pele e das mucosas visíveis, observou-se o seguinte: cor clara e normal - em 58%, palidez da pele e das mucosas visíveis - em 27%, iterícia da esclerótica - em 5% e coloração azulada à volta dos olhos - em 5% dos doentes examinados.

У A maioria dos doentes examinados apresentava um fraco desenvolvimento do tecido adiposo subcutâneo.

Ao estudar o estado do sistema muscular, verificou-se que - 12 por cento das crianças têm um sistema muscular moderadamente desenvolvido, 82 por cento têm um sistema muscular pouco desenvolvido e não se observou um bom desenvolvimento.

No exame do sistema músculo-esquelético (MS), a hipermobilidade articular foi detectada em 17% dos doentes.

Os índices antropométricos foram estudados em grupos etários: 6, 7, 8, 9, 10, 11, 12, 13, 14, 15, 16, 17 anos de idade. Os resultados obtidos estão reflectidos na Tabela 2.

Tabela 2.

Índices antropométricos básicos de diferentes grupos etários.

Grupos etários.	Indicadores				
	Altura de pé	Peso corporal	OKG em pausa	Exh. GC	IG
5 anos	102,43±1,08	16,25±0,47	52,37±0,77	3,81±0,21	618,75±39,37
6 anos	112,28±0,92	17,5±0,47	54,14±0,48	4,14±0,29	778,5±40,77
7 anos	1,23±1,23	0,48±0,48	0,68±0,68	0,33±0,33	37,83±37,83
8 anos	2,11±2,1	0,56±0,56	0,53±0,53	0,27±0,27	57,42±57,42
9 anos de idade	125,60±1,23	20,65±0,28	58,90±0,85	4,8±0,21	1080±65,39
10 anos	138,30±1,98	28,09±0,84	63,53±0,80	5,15±0,24	1146,1±59,02
11 anos de idade	139,66±1,36	29,5±1,36	66,42±0,35	6,1±0,18	1485,71±49,62
12 anos	147±0,70	32,5±0,93	66,08±0,68	5,58±0,29	1766,66±0,22
13 anos de idade	150,25±1,87	36,37±1,34	68,8±0,78	6,3±0,42	1485±104,13
14 anos de idade	158±0,79	42,78±1,51	82,07±1,17	4,78±0,18	34,42±80,7
15 anos	152,5±1,60	38,41±0,80	77,56±1,35	5,1 ±0,24	1257,28±56,55
16 anos de idade	162,18±1,40	44,33±0,70	78,18±0,83	6,62±0,32	1362,5±76,84
17 anos de idade	159,2±2,22	53,5±0,46	80,8±0,84	4,4±0,28	2220±173,9

Os índices antropométricos foram avaliados utilizando o método dos índices e dos centiles.

A avaliação pelo método do índice mostrou que, na idade de 6-9 anos, foi encontrada uma diminuição do índice de massa corporal (IMC) em 34%, na idade de 10-13 anos - em 67% e na idade de 14-17 anos - em 92% dos examinados. A diminuição do índice de crescimento da massa (MGI) na idade de 6-10 anos foi encontrada em 28,5% das crianças e em 91,6% na idade de 11-17 anos. Foram observados índices fracos que reflectem a função do sistema respiratório. O índice de Erisman, que caracteriza a proporcionalidade do desenvolvimento do tórax, estava reduzido em 79% das crianças com 6-7 anos e em 83,6% das crianças com 8-17 anos; o índice vital estava reduzido em 23% das crianças com 6-10 anos e em 63% das crianças com 11-17 anos. Os índices da dinamometria de força confirmaram os dados da somatoscopia: em todos os grupos etários, 86,5% das crianças de todos os grupos etários tinham uma força muscular da mão e uma força de apoio significativamente inferior ao normal.

Três indicadores principais (estatura, peso corporal e perímetro torácico pausado) foram analisados através do método dos percentis (Tabela 3). A avaliação do percentil mostrou que 55% das crianças foram classificadas nos intervalos I, II e III (zona de valores reduzidos e baixos) para a altura, 76% e 53% para o peso corporal e o perímetro torácico, respetivamente.

Ao determinar o somatótipo do tempo, o tipo microssomático foi detectado em 55% das crianças e o tipo mesossomático em 45% das crianças.

De um modo geral, o desenvolvimento físico das crianças foi avaliado como desarmónico e acentuadamente desarmónico. Na avaliação comparativa do desenvolvimento físico por grupos etários, verificou-se uma elevada percentagem de crianças com desenvolvimento desarmónico e acentuadamente desarmónico, com os indicadores a aumentarem nos grupos etários mais velhos.

Tabela 3: Tabela de resultados do desenvolvimento físico de crianças com displasia do tecido conjuntivo utilizando o método dos percentis (%)

Idade	n	Tipo mesossomático	Tipo microssomático	Tipo macrossomático	Harmónico.	Desarmonioso.	Dramaticamente desarmonioso.	Deficiência de peso corporal	Peso corporal normal	Excesso de peso	Crescimento normal	Baixa estatura
7 anos	18	11	67	11	28	17	55	56	33	11	85	15
8 anos	4	10	90	0	0	50	50	75	25	0	75	25
9 anos de idade	10	30	70	0	0	10	90	60	40	0	80	20
10 anos	15	47	53	0	0	40	60	60	40	0	53	47
11 anos de idade	7	43	57	0	14	29	57	71	29	29	100	0
12 anos	8	13	87	0	25	13	62	63	37	0	86	14
13 anos de idade	10	20	50	30	20	20	60	60	30	10	83	0
14 anos de idade	11	45	45	10	9	27	64	64	36	0	86	14
15 anos	8	34	66	0	0	2	88	88	12	0	83	0
16 anos de idade	8	37	63	0	13	13	74	88	12	0	86	14
17 anos de idade	5	20	80	0	0	20	80	71	29	0	85	15
total	104	31	63	6	12	20	68	65	33	2	87	13

A avaliação dos testes de respiração de Stange e Henchy revelou baixos valores inspiratórios e expiratórios na linha de base.

Assim, os dados obtidos indicam a presença de um atraso acentuado no desenvolvimento físico em crianças com síndrome displásica e a sua progressão em grupos etários mais velhos.

A partir dos resultados obtidos, pode concluir-se que é necessário aplicar programas especiais de reabilitação com a utilização de atividade física doseada.

Métodos de correção do desenvolvimento físico, aplicação de um complexo de programas de treino físico

Na reabilitação de crianças com DST, foi utilizado um método de fisioterapia, usando um conjunto especial de exercícios desenvolvidos para crianças com DST. Um exemplo de conjunto de exercícios é apresentado no Anexo 2.

As crianças examinadas foram divididas aleatoriamente em dois grupos, consoante o programa de reabilitação:

- no primeiro grupo (grupo principal) foram efectuados procedimentos de ginástica terapêutica;
- as crianças do segundo grupo (grupo de controlo) não foram submetidas a LFK.

Os principais objectivos do LFC neste contingente foram

- melhoria do estado psicofisiológico dos pacientes;
- normalização da função correlativa do SNC;
- Reforço de todos os grupos musculares;
- reforço dos músculos das costas e correção da postura;
- melhoria da respiração externa;
- um aumento da capacidade vital;
- melhoria da troficidade do tecido facial da zona afetada;
- melhorar o estado dos músculos da mastigação;
- restauração da abertura da boca e da função mastigatória afectadas.

Os procedimentos de ginástica terapêutica foram efectuados de manhã, durante 20 a 30 minutos, diariamente, de forma individual ou em pequenos grupos, durante 10 a 15 procedimentos. A reação à carga foi avaliada clinicamente (presença de queixas, cor da pele, nível de transpiração, reação da criança às ordens do instrutor) e por FC. No final do tratamento, as crianças e os seus pais receberam instruções pormenorizadas e recomendações sobre a continuação do programa de exercícios em casa.

A repetição do tratamento foi efectuada após 4-6 meses. A dinâmica do estado das crianças foi avaliada de 6 em 6 meses.

Os critérios de eficácia das medidas de reabilitação foram a dinâmica do GI, GI, CCE em pausa, excursão torácica e testes de Stange e Henchy, caracterizando o estado funcional do sistema respiratório, bem como a amplitude dos movimentos na articulação temporomandibular e a gravidade da síndrome da dor na zona pós-operatória em crianças que foram submetidas a cirurgias reconstrutivas na região maxilofacial.

Teste de Stange (retenção da respiração durante a inalação). Após 5-7 minutos de repouso numa posição sentada, o sujeito inspirava e expirava completamente, e depois inspirava novamente (80-90% do máximo) fechando a boca e o nariz. O tempo decorrido desde o momento do atraso até à sua cessação foi registado. A duração da contenção da respiração depende em grande parte do esforço volitivo da pessoa, pelo que, na contenção da respiração, se distingue entre o tempo de contenção pura e a componente volitiva. O início desta última foi registado pela primeira contração do diafragma (oscilação da parede abdominal). Em crianças e adolescentes saudáveis com idades compreendidas entre os 6 e os 18 anos, a duração da retenção da respiração aquando da inalação varia entre 16 e 55 segundos.

Teste de Genci (retenção da respiração na expiração). O indivíduo, após uma expiração e inalação completas, expira novamente e sustém a respiração. Pessoas saudáveis não treinadas podem suster a respiração durante 20-30 segundos.

As crianças que foram submetidas a cirurgias reconstrutivas na região maxilofacial também receberam procedimentos fisioterapêuticos nos períodos pré e pós-operatório. Com o objetivo de preparar os tecidos para a cirurgia, foram realizados os seguintes procedimentos: magnetoterapia, aplicações de parafina-ozocerite e massagem da face, pescoço e zona do colarinho, numa quantidade de 6 a 10 procedimentos.

No período pós-operatório precoce, no 3-5º dia, foram administradas doses de UVB e de baixo calor do campo elétrico UHF (e.p.UHF) ou magnetoterapia com um curso de 6-10 procedimentos para terapia bacteriocida e antiexsudativa.

No grupo de crianças que utilizaram um complexo especial de ginástica terapêutica (TG), verificou-se uma tendência para uma dinâmica positiva da postura, perímetro torácico, IG, IG, testes respiratórios funcionais.

A dinâmica dos indicadores enumerados nos diferentes grupos etários está reflectida nos quadros 4, 5, 6 e 7.

Quadro 4.

Dinâmica comparativa dos indicadores de desenvolvimento físico do grupo principal de crianças com idades compreendidas entre os 5 e os 7 anos

Indicadores	Períodos de inquérito			
	Antes do tratamento.	Reitero	II repetição	III repetição
IG	803,9±36,46	804,1±36,54	850,75±36,82	900,4±37,2
IG	38,7±1,57	38,9±1,74	39,3±2,12	40,65±2,54
OKG em pausa	55,69±0,69	55,92±0,81	56,32±0,94	58,75±1,45
Ex.gr. cl.	4,76±0,31	4,92±0,45	5,52±0,72	6,87±0,93
Pr.Stange	15,46±0,64	15,75±0,69	15,96±0,87	18,35±1,1
Genci Pr.	11,15±0,61	11,47±0,84	11,52±0,88	13,87±0,91

Tabela 5.

Dinâmica comparativa dos indicadores de desenvolvimento físico do grupo principal de crianças com 8-9 anos de idade

Indicadores	Períodos de inquérito			
	Antes do tratamento.	Reitero	II repetição	III repetição
IG	1175±84,92	1188±84,96	1192±84,97	1305±89,3
IG	41,04±3,43	41,25±3,64	41,54±3,78	45,95±3,86
OKG em pausa	62,75±0,88	62,84±0,9	62,87±0,92	68,89±0,95
Ex.gr. cl.	5,75±0,09	5,82±0,12	5,86±0,18	7,92±0,29
Pr.Stange	24,5±0,23	24,78±0,29	25,2±0,46	28,65±0,74
Pr. Genche	23±0,26	23,31±0,32	23,87±0,71	29,04±0,87

Tabela 6.

Dinâmica comparativa dos indicadores de desenvolvimento físico do grupo principal de crianças com idades compreendidas entre os 11 e os 13 anos

Indicadores	Períodos de inquérito			
	Antes do tratamento.	Reitero	II repetição	III repetição
IG	1562,5±119,2	1562,67±119,34	1562,84±119,67	1600,23±119,8
IG	42,89±2,91	42,91±2,96	43,41±3,0	48,86±3,28
OKG em pausa	68,21±1,06	68,32±1,12	68,44±1,23	74,84±1,52
Ex.gr. cl.	5,14±0,40	5,62±0,53	5,76±0,61	7,89±0,75
Pr.Stange	20,75±0,31	20,86±0,43	20,92±0,57	24,2±0,71
Pr. Genche	18,75±0,23	18,84±0,37	18,95±0,45	21,05±0,72

Tabela 7.

Dinâmica comparativa dos indicadores de desenvolvimento físico do grupo principal de crianças com idades compreendidas entre os 14 e os 17 anos

Indicadores	Períodos de inquérito			
	Antes do tratamento.	Reitero	II repetição	III repetição
IG	1223,15±53,13	1223,3±53,24	1223,65±53,4	1800,83±53,52
IG	29,71±1,06	29,86±1,23	29,93±1,34	32,06±1,62
OKG em pausa	76,38±0,92	76,43±1,03	76,54±1,15	84,61±1,3
Ex.gr. cl.	6,15±0,32	6,28±0,5	6,37±0,63	8,57±0,78
Pr.Stange	20,92±0,41	21,1±0,52	21,27±0,63	30,34±0,78
Pr. Genche	18,84±0,45	18,95±0,56	19±0,64	26,2±0,71

Numa análise comparativa dos parâmetros dos grupos principal e de controlo, verificou-se uma diferença significativa na dinâmica dos parâmetros no decurso do tratamento. Os índices de LEF, GI, excursão torácica e testes respiratórios no grupo de crianças sem LH ficaram significativamente atrás dos índices semelhantes do grupo principal. A dinâmica comparativa dos indicadores está reflectida nas Tabelas 8, 9, 10, 11.

Tabela 8.

Indicadores comparativos do grupo principal e do grupo de controlo na idade de 5-7 anos

Indicadores	Aplicação do complexo LFK	
	Grupo principal	Grupo de controlo
IG	900,4±37,2	804,1±36,54
IG	40,65±2,54	38,9±1,74
OKG em pausa	58,75±1,45	55,92±0,81
Ex.gr. cl.	6,87±0,93	4,92±0,45
Pr.Stange	18,35±1,1	15,75±0,69
Pr. Genche	13,87±0,91	11,47±0,84

Tabela 9.

Desempenho comparativo do grupo principal e do grupo de controlo aos 8-10 anos de idade.

Indicadores	Aplicação do complexo LFK	
	Grupo principal	Grupo de controlo
IG	1305±89,3	1188±84,96
IG	45,95±3,86	41,25±3,64
OKG em pausa	68,89±0,95	62,84±0,9
Ex.gr. cl.	7,92±0,29	5,82±0,12
Pr.Stange	28,65±0,74	24,78±0,29
Pr. Genche	29,04±0,87	23,31±0,32

Tabela 10.

Indicadores comparativos do grupo principal e do grupo de controlo na idade de 11-13 anos

Indicadores	Aplicação do complexo LFK	
	Grupo principal	Grupo de controlo
IG	1600,23±119,8	1562,67±119,34
IG	48,86±3,28	42,91±2,96
OKG em pausa	74,84±1,52	68,32±1,12
Ex.gr. cl.	7,89±0,75	5,62±0,53
Pr.Stange	24,2±0,71	20,86±0,43
Pr. Genche	21,05±0,72	18,84±0,37

Tabela 11.

Indicadores comparativos do grupo principal e do grupo de controlo na idade de 14-17 anos

Indicadores	Aplicação do complexo LFK	
	Grupo principal	Grupo de controlo
IG	1800,83±53,52	1223,3±53,24
IG	32,06±1,62	29,86±1,23
OKG em pausa	84,61±1,3	76,43±1,03
Ex.gr. cl.	8,57±0,78	6,28±0,5
Pr.Stange	30,34±0,78	21,1±0,52
Pr. Genche	26,2±0,71	18,95±0,56

1. Nas crianças com displasia congénita da região maxilofacial, a somatoscopia revela numerosas anomalias da postura, da forma do tórax, das pernas e dos pés. A antropometria em crianças com displasia congénita da região maxilofacial revela uma diminuição significativa dos indicadores de desenvolvimento físico em comparação com as normas da idade. O grau de atraso no desenvolvimento físico aumenta com o aumento da idade das crianças. O atraso no desenvolvimento físico deste contingente de pacientes requer a inclusão de programas especiais de cargas doseadas no complexo de tratamento de reabilitação. A

utilização de treino físico regular em crianças com displasia do FLB contribui para um aumento fiável dos testes GEF, GI e respiratórios.

LISTA DE REFERÊNCIAS

1. Anokhina VV, Bugrimov DY, Muravitskaya MN Caraterísticas do curso de doenças virais respiratórias agudas em crianças com sinais fenotípicos de displasia indiferenciada do tecido conjuntivo // Boletim de Novas Tecnologias Médicas. - 2011. - T. 18, № 2. - C. 224 - 227.

2. Antropova M.V. et al. Problemas de saúde e desenvolvimento físico das crianças / M.V. Antropova, G.V. Borodkina, L.M. Kuznetsova et al. //Saúde da Federação Russa. - 1999. - № 5. - C. 17-21.

3. Arsentyev V.G. et al. Displasias do tecido conjuntivo - base constitucional de perturbações de múltiplos órgãos em crianças e adolescentes / V.G. Arsentyev, Y.V. Sereda, V.V. Tikhonov et al. Tikhonov et al. //Pediatria. - 2011. - T. 90, № 5.- C. 54 - 57.

4. Arsentiev VG, Staroverov YI, ShabalovN. P. Caraterísticas eco estrutura do coração e dos rins na displasia do tecido conjuntivo em crianças // Nefrologia. - 2011. - T. 15, № 4. - C. 99 - 99.

5. Bodrikova S.V. Desenvolvimento físico de estudantes do ensino secundário com síndrome de distonia vegetativa e pequenas anomalias do desenvolvimento do coração // Boletim do Centro Científico da Sibéria Oriental SB RAMS. - 2007. -№ 3. - C. 66 - 67.

6. Budanova MV, Aslanova PA, Budanov PV Manifestações clínicas e efeitos da correção da deficiência de magnésio em crianças //Trudny Patient. - 2009. - № 1-2. - C. 50 - 54.

7. Vasilieva I.G. et al. Displasias do tecido conjuntivo na patologia urológica em crianças / I.G. Vasilieva, V.V. Chemodanov, A.I. Strelnikov, P.V. Alekseev //Russian Paediatric Journal. Chemodanov, A.I. Strelnikov, P.V. Alekseev // Russian Paediatric Journal. - 2010. - № 5. - C. 30 - 33.

8. Vershinina M.V. Patologia dos órgãos respiratórios na displasia do tecido conjuntivo (revisão da literatura) // **Ural** Medical Journal. - 2011. -№ 01-79. - C. 15 -21.

9. Genova O.A. et al. O estado do sistema reprodutor em adolescentes com marcadores de displasia indiferenciada do tecido conjuntivo /O.A. Genova. Genova, E.V. Rakitskaya, R.V. Uchakina, V.K. Kozlov //Dalnevostochny Medical Journal. - 2010. - № 4. - C 55 - 59.

10. Glotov A.V., Goltyapin V.V., Lobachev A.I. Identificação dos factores socio-

residenciais que afectam o desenvolvimento da displasia do tecido conjuntivo dos adolescentes pelo método dos factores principais //Fundamental Research. -2011. - № 8-2. - C. 338 - 341.

11. Domnitskaya T.M. et al. Significado clínico do uso de orotato de magnésio em adolescentes com síndrome de displasia do tecido conjuntivo do coração / T.M. Domnitskaya, A.V. Dyachenko, O.O. Kupriyanova, M.V. Domnitsky //Cardiology. - 2005. - T. 45, № 3. - C. 76 - 81.

12. Dotsenko N.Y. et al. Displasias do tecido conjuntivo em cardiologia: comprovadas e desconhecidas /N.Ya.Dotsenko, L.V. Gerasimenko, S.S. Boev et al. //Chuvashia Health Care. - 2011. - № 3. - C. 77 -81.

13. Drobysheva O.V., BotvinievO.V.Estado funcional dos esfíncteres cardíaco e pilórico, esfíncter de Oddi em crianças com displasia indiferenciada do tecido conjuntivo e na ausência de displasia //Ros.zhurnal gastroenterologii, gepatologii, kolonoproktologii. - 2009. -№ 4. - C. 39 - 43.

14. Evtushenko S.K., Lisovsky E.V., Evtushenko O.S. Displasia do tecido conjuntivo em neurologia e pediatria. - Donetsk: Izdat. dom "Zaslavsky", 2009. - 361 c.

15. ZemtsovskyE.V.Síndromes displásicas e fenótipos.Coração displásico. - SPb. OLGA, 2007. - 80 c.

16. Ivanova E.A. et al. Prevenção de perdas de saúde em adolescentes com manifestações fenotípicas de displasia do tecido conjuntivo / E.A. Ivanova, O.V. Plotnikova, A.V. Glotov, V.G. Demchenko // Kazan Medical Journal. - 2012. - T. 93, № 1. - C. 93 - 97.

17. Kadurina T.I. Colagenopatias hereditárias (clínica, diagnóstico, tratamento, dispensário). - SPb. Nevsky Prospect, 2000. - 271 c.

18. Kadurina T.I., Abbakumova L.N. Avaliação da gravidade da displasia indiferenciada do tecido conjuntivo em crianças // Boletim Médico do Cáucaso do Norte. - 2008. - № 2. - C. 15 - 20.

19. Kadurina T.I., Gorbunova V.N. Conceitos modernos de displasia do tecido conjuntivo // Kazan Medical Journal. - 2007. -T. 88, № 5. - C. 2 - 5.

20. Kadurina T.I., Gorbunova V.N. Displasia do tecido conjuntivo: Manual para médicos. - SPb. ELBI, 2009. - 714 c.

21. Kalmykova AS, Tkacheva NV, Pavlenko MS Desenvolvimento sexual de raparigas adolescentes com síndrome de displasia do tecido conjuntivo e disfunção vegeto-vascular // Boletim Médico do Cáucaso do Norte. - 2010. - T. 18, № 2. - C. 34 - 36.

22. Kerimova A.K.K., Babaev M.Sh.O., Askerova T.A.K. População - estudo genético da displasia hereditária do tecido conjuntivo //Vestnik da Universidade Estatal Regional de Moscovo. Série: Ciências Naturais. - 2010. - № 4.- C. 17 - 20.

23. Klemenov A.V. Manifestações extracardíacas da displasia indiferenciada do tecido conjuntivo // Medicina Clínica. - 2003. - T. 81, № 10. - C. 4 - 7.

24. Klemenov A.V. Displasia indiferenciada do tecido conjuntivo. - Moscovo: Informteh, 2006. - 136 c.

25. Kondusova Y.V. et al. Problemas de reabilitação de crianças que sofrem de asma brônquica no contexto da displasia do tecido conjuntivo / Y.V. Kondusova, E.S. Grosheva, A.V. Kryuchkova, I.A. Poletaeva // Vestnik novykh meditsinskikh tekhnologii. - 2011. - T. 18, № 2. - C. 282 - 284.

26. Korzhov I.S. Sinais fenotípicos e viscerais de displasia do tecido conjuntivo em crianças com doenças do trato digestivo superior // Mãe e filho de Kuzbass 2007. - № 1 (28). - C. 29 - 26.

27. Kupriyanov I.A. et al. Caraterísticas da dor facial na displasia do tecido conjuntivo / I.A. Kupriyanov, O.N. Kupriyanova, V.V. Petko, A.M. Stamm. Petko, A.M. Stamm // Arauto das Novas Tecnologias Médicas. - 2011. - T. 18, № 3. - C. 72 - 75.

28. Magomedova Sh.M. et al. Prolapso da válvula mitral em crianças com displasia do tecido conjuntivo / Sh.M. Magomedova, K.A. Masuev, Y.M. Belozerov, I.M. Osmanov // Russian Herald of Perinatology and Paediatrics. - 2011. - T. 56, № 3. - C. 32 - 39.

29. Madyakin P.V. Influência da displasia indiferenciada do tecido conjuntivo na saúde de crianças e adolescentes que praticam ballet e ginástica rítmica //Vrach-aspirant. - 2011. - T. 44, № 1.3. - C. 424 - 432.

30. Makolkin V.I. et al. Polimorfismo das manifestações clínicas da síndrome da displasia do tecido conjuntivo / V.I. Makolkin, V.I. Podzolkov, A.V. Rodionov et al. /Arquivo terapêutico. - 2004. - T. 76, № 11. - C :77 - 80.

31. Mambetova A.M., Zhetishev R.A., Shabalova N.N. Expressão de formas

indiferenciadas de displasia do tecido conjuntivo em crianças com refluxo vesicoureteral e nefropatia de refluxo //Voprosy prakticheskaya pediatria. - 2011. - T. 6, № 3. - C. 64 - 68.

32. Martynov A.I., Stepura O.V., Ostroumova O.D. Displasias congénitas do tecido conjuntivo //Vestnik RAMN. - 1998. - №2. - C.47 - 54.

33. Nechaeva G.I., Viktorova I.A., Druk I.V. Displasia do tecido conjuntivo: prevalência, sinais fenotípicos, associações com outras doenças //Vratsch. - 2006. - T. 9, № 1. - C. 19 - 23.

34. Nechaeva G.I. et al. Displasia do tecido conjuntivo: as principais síndromes clínicas, formulação do diagnóstico, tratamento / G.I. Nechaeva, V.I. Yakovleva, V.P. Konev et al. //Lechachal Doctor. - 2008. -№ 2. - C 22 - 28.

35. Nechaikina SA, Malmberg SA Polimorfismo de síndromes neurológicas na displasia do tecido conjuntivo em crianças e abordagens à terapia // Neurological Journal. - 2011. - T. 16, № 5. - C. 19 - 23.

36. Nikolaev K.Yu., Oteva E.A., Nikolaeva A.A. Displasia do tecido conjuntivo e patologia de múltiplos órgãos em crianças em idade escolar //Pediatrics. - 2006. - № 2. - C. 89 - 93.

37. Obrubov S.A., Demidova M.Y. Displasia indiferenciada do tecido conjuntivo: estado atual do problema. Ros.ped. oftalmologia. 2009; 4: 50-53.

38. Osipenko M.F., Skalinskaya M.I., Bitkhaeva M.V. Doenças funcionais do trato biliar e síndrome da displasia indiferenciada do tecido conjuntivo // Siberian Medical Journal (Irkutsk). - 2011. - T. 106, № 7. - C. 44 - 46.

39. Raspopova E.A. et al. Espondilolistese em crianças no contexto da displasia do tecido conjuntivo / E.A. Raspopova, A.A. Dudareva, A.I. Metalnikov, J.N. Radimova // Boletim do Centro Científico da Sibéria Oriental SB RAMS. - 2011. - № S4. - C. 89 - 90.

40. Rumyantseva G.N. et al. Síndrome de displasia do tecido conjuntivo em rapazes com doenças do sistema reprodutor / G.N. Rumyantseva, V.N. Kartashev, T.A. Fedotova et al. //Cirurgia Infantil. - 2011. - № 1. - C. 20 - 23.

41. Rychkova T.I. Papel fisiológico do magnésio e o significado de sua deficiência na displasia do tecido conjuntivo em crianças // Pediatria.- 2011. - T. 90, № 2. - C. 114 - 120.

42. Serov V.V., Sheher A.B. Connective tissue (functional morphology and general pathology). 2ª ed. M.: Medicina, 1981. - 312 c.

43. Sidorov G.A. et al. Melhoria da observação no dispensário de crianças com vários graus de displasia do tecido conjuntivo / G.A. Sidorov, A.F. Vinogradov, E.M. Kornyusho et al. //Vestnik novykh meditsinskikh tekhnologii. - 2010. - T. 17, № 4. - C. 136 - 139.

44. Simonenko V.B. et al. Displasias do tecido conjuntivo (colagenopatias hereditárias) / V.B. Simonenko, P.A. Dulin, D.N. Panfilov et al. //Medicina Clínica. - 2006. - T. 84, № 6. - C. 62 - 68.

45. Sichinava IV, Shishov AY, Belousova NA Caraterísticas das manifestações da patologia gastroduodenal em crianças com displasia do tecido conjuntivo // Pediatria. - 2012. - T. 91, № 4. - C. 6 - 10.

46. Streltsova EV, Kalmykova AS Análise familiar das caraterísticas fenotípicas da síndrome da displasia do tecido conjuntivo // Boletim Médico do Cáucaso do Norte. - 2011. - № 1. - C. 36 - 39.

47. Tarasova A.A. Displasia do tecido conjuntivo do coração e doenças da tiroide em crianças // Ultrassom e diagnóstico funcional. - 2006. - № 4. - C. 42 - 54.

48. Torshin YI, Gromova OA. Displasia do tecido conjuntivo, biologia celular e mecanismos moleculares da exposição ao magnésio // Russian Medical Journal. - 2008. - № 4. - C. 230 - 238.

49. Churilina A.V. et al. O papel do magnésio na displasia do tecido conjuntivo (revisão da literatura) / A.V. Churilina, O.N. Moskalyuk, L.F. Chalaya et al. //Voprosy sovremennoi paediatria. - 2009. - № 4 (26). - C. 44 - 46.

50. Filipenko P.S., Malooka Yu.S. Papel da displasia do tecido conjuntivo na formação do prolapso da válvula mitral // Clinical Medicine. - 2006. - T. 84, № 12. - C. 13 - 19.

51. Shabalov N.P., Arsentiev V.G. Doenças hereditárias do tecido conjuntivo //Pediatria: guia nacional. - Moscovo: GEOTAR-Media, 2009. - T. 1. - C. 298 - 320.

52. Yakovlev MV, Glotov AV, Nechaeva GI et al. Análise clinico-imunológica das variantes clínicas das displasias do tecido conjuntivo //Arquivo Terapêutico. - 1994. - T. 66, № 5. - C. 9 - 13. Mazurin A.V. Propedêutica das doenças das crianças. Livro didático para estudantes de universidades médicas / A.V. Mazurin, I.M. Vorontsov. SPb: Foliant, 2001. 926 c.

53. Yuriev V.V., Simakhodsky A.S., Voronovich N.N., Homich M.M. Growth and

development of the child: for students of medical universities and paediatricians. Ed. 3e. SPb.: Peter, 2007. 260 c.

54. Veltischev Y.E. Indicadores objectivos do desenvolvimento normal e da saúde de uma criança (normas da infância). M., 2002. - 163 c.

55. Yuryev V.V., Yuryev VK, Simakhodskiy A.S. Sistema automatizado de exames profissionais da população infantil (sistema de avaliação da saúde da população infantil): método. recomendações. Л., 1991. 30 c.

56. Yampolskaya Y.A. Diversidade regional e avaliação normalizada do desenvolvimento físico de crianças e adolescentes. Pediatria 2005; 6: 73-77.

57. Baranov A.A., Shcheplyagina L.A. Investigação fundamental e aplicada sobre os problemas de crescimento e desenvolvimento de crianças e adolescentes. Ross.paediatricheskiy zhurnal 2000; 5: 5-7.

58. Vorontsov I.M., Mataligina O.A.. Para o problema da formação de escalas normalizadas de avaliação de risco na ecologia da infância. Ecologia da infância: problemas sociais e médicos. SPb, 1994. C. 13-14.

59. Kamilova R.T., Niyazova G.T. Avaliação individual do desenvolvimento físico de crianças de escolas urbanas através do método dos centiles. Manual educacional e metodológico. Ташкент-2007г.С.11-15.

60. Kamilova R.T., Niyazova G.T. Avaliação individual do desenvolvimento físico de crianças de escolas urbanas pelo método de escalas de regressão. Manual pedagógico e metodológico. Tashkent, 2007. C. 8-29

61. Behar J. et al. Corazziari E., Guelrud M., Functional Gallbladder and Sphincter of Oddi Disorders / J. Behar, E. Corazziari, M. Guelrud et al. Behar, E. Corazziari, M. Guelrud et al. //Gastroenterology. - 2006. -№ 130. -P. 1498 - 1509.

62. Bonow, R.O. et al. Guidelines for the management of patients with valvular heart disease /R.O. Bonow et al.]⁄/Circulation. - 2006. - № 1 (8). - P. 148

63. Boudoudoudas H. Etiologia da doença cardíaca valvular no século XXI //Hellenic J. Cardiol. Cardiol. - 2002. -N 43. -P. 183 - 188.

64. Gazit Y. et al. Disautonomia na síndrome de hipermobilidade articular /Y. Gazit, M/

Nahir, R. Grahame, G. Jacob //J. Am. Med. - 2003. - Vol. 15. - P. 33 - 40.

65. Grau J.B. et al. A genética do prolapso da válvula mitral /J.B.. Grau, L. Pirelli, P.J. Yuet al. //Clin. Genet.- 2007. - Vol. 72, № 4. -P. 288 - 295.

66. Levine R.A., Slaugenhaupt S.A. Molecular genetics of mitral valve prolapse //Curr. Opin. Cardiol.- 2007. - Vol. 22, № 3. -P. 171 - 175.

67. Malfait F. et al. A base genética das síndromes de hipermobilidade articular /Malfait F. et al. //Rheumatology. - 2006. - 45. - P. 502 -507.

68. McRusick, V.A. Mendeli an inheritance in man: a catalogue of human genes and genetic disorders .- http://www.ncbi. nlm. nih.gov /OMIM/. nih.gov /OMIM/.

69. Romanelli P. et al. Significado clínico da infiltração cutânea de proteoglicanos (mucina) em doentes com prolapso da válvula mitral / P. Romanelli, R. Romanelli, F. Rongioletti et al. //J. Am. Acad. Dermatol. - 2008. - Vol. 59, № 1. -P. 168-169.

70. Yosefy C, Ben Barak A. Floppy mitral valve/mitral valve prolapse and genetics //J. Heart Valve Dis. Heart Valve Dis. - 2007. - Vol. 16, № 6. - P. 590 - 595.

APÊNDICE

Apêndice n.º 1

Índices antropométricos de base (indicadores) do desenvolvimento físico de uma criança

	Indicadores	Fórmula (método de cálculo)	Valor do índice
1	Kettle, E K	Massa corporal em kg:(comprimento do corpo em m)2 x 100	As crianças têm uma gama alargada, os adultos têm uma gama de 24-27
2	Massorostovoy, MPI	(Rácio entre o peso real e o valor do percentil 5 deste indicador para uma determinada idade):(Rácio entre o comprimento real do corpo e o valor do percentil 5 deste indicador para uma determinada idade) x 100	89 e menos - altura elevada com défice de peso 100-119 - excesso de peso 120 e mais - obesidade
3	Erisman	(perímetro do peito - comprimento do corpo): 2	Até 1 ano - 9 a 13,5 2-3 anos - 4 a 9 6-7 anos - 0 a 4 818 anos - 1 a 3
4	Índice de vida	Capacidade vital dos pulmões (em ml) dividida pelo peso corporal (em kg)	Marido: 60 Feminino: 50
5	Força muscular da mão	Força da mão (kg)*100 Peso (kg)	Homem: 70% Mulheres: 50 por cento
6	Força muscular das costas	Força na bancada (kg)*100 Peso (kg)	Masculino: 220% Mulheres: 135-150%
7	Fortaleza do físico de Piñe	D-(M+O) em que D é o comprimento do corpo em pé, M - massa corporal, O - perímetro torácico.	10-15 -resistente 16-20 -bom 21-25 -médio 26-30 - fraco acima de 30 é muito fraco
8	Peizar	(Comprimento do corpo sentado):(Comprimento do corpo em pé) x 100	Nos recém-nascidos, cerca de 70 Nos adultos, é de cerca de 50
9	Verveca	(Comprimento do corpo) : (2 peso corporal + perímetro torácico)	1,35-1,25 - predominância moderada do crescimento em comprimento 1,25-0,85 - desenvolvimento harmonioso 0,85-0,75 - braquimorfia moderada.
10	Índice de Pirke	Comprimento do corpo em pé-comprimento do corpo sentadoM00 Comprimento do corpo sentado	87%-pequeno comprimento da perna, 87-92%-proporcional, mais de-92%-relativamente longo.

Apêndice n.º 2

Esquema de exercícios e um exemplo de conjunto de exercícios para pacientes com tórax asténico e suas deformações (grau de funil e quilha), programa de treino

Secção de aulas	**Objectivos da secção**	**Conteúdo da aula**	**Tempo**
Parte I introdutória	Preparar todos os sistemas do corpo para a carga principal	Desenvolvimento geral, exercícios respiratórios (estáticos e dinâmicos), marcha tranquila (simples e complicada).	7-10 min
Parte II - parte principal	Melhoria do fluxo sanguíneo periférico. Treino do sistema cardiorrespiratório. Melhoria do estado psico-emocional do paciente. Aumento do GIEF, reforço dos músculos respiratórios. Reforçar os músculos das costas.	A posição inicial é sentada, deitada de costas, de barriga para baixo, de quatro, de pé junto à parede "Saúde" com cargas médias à FC 110-130 por minuto. Trabalhar na parede "Saúde" durante 15 minutos. O número de abordagens, incluindo 5-6 exercícios para diferentes grupos musculares, é individual e é determinado pelo ritmo do seu desempenho. Bicicletas de exercício.	30 min. 15 min.
III parte-final	Reduzir a carga de trabalho global.	Exercícios de respiração, caminhadas. No verão - duche	5 min.

apenas 45 minutos

Apêndice n.º 3

Esquema de exercícios na sala de fisioterapia para pacientes com distúrbios posturais e escoliose de I - III grau (grupo de pessoas com DST pouco explícito)

Secção de aulas	**Objectivos da secção**	**Conteúdo da aula**	**Tempo**
Parte I introdutória	Preparar gradualmente o corpo para a carga principal	Andar a pé. Exercícios gerais elementares para os membros superiores e inferiores. Exercícios de respiração.	5-7 min.
Parte II - parte principal	Melhorar o estado psico-emocional. Consolidação da capacidade de manter uma postura correta. Formação do "espartilho muscular". Melhoria do estado funcional do coração e dos órgãos respiratórios.	Modo de cargas médias à FC 110-130 por minuto. Exercícios de fortalecimento geral e especialmente corretivos (simétricos e assimétricos). I.p. - a posição inicial é deitada de costas, de barriga para baixo, de lado, ajoelhada, ajoelhada. Nas aulas são utilizados halteres, bancos, parede de ginástica, bastões de ginástica e bolas.	30 min.
Parte III - final	Reduzir a carga de trabalho global.	Exercícios respiratórios de relaxamento estatístico e dinâmico, caminhadas.	10 min.

apenas 45 minutos

Apêndice n.º 4

Exercícios terapêuticos para pacientes com DST grave

Secção de aulas	**Objectivos da secção**	**Conteúdo da aula**	**Tempo**
Parte I introdutória	Ativação progressiva de todos os sistemas orgânicos. Preparação dos órgãos respiratórios e cardíacos para cargas de grande volume.	Andar a pé. Exercícios respiratórios dinâmicos e estáticos. Exercícios elementares para os músculos dos membros superiores e inferiores.	10 min.
Parte II - parte principal	Ativação da circulação periférica. Melhorar o estado psico-emocional. Reforço dos músculos respiratórios, aumentando a excursão do tórax. Melhoria dos processos metabólicos no miocárdio.	Modo de baixo esforço com FC até 110 min. Exercícios respiratórios de reforço geral em várias posições iniciais deitado, sentado, de pé. Inclusão de exercícios com objectos - bastões de ginástica, halteres leves, bolas, bem como exercícios na parede de ginástica e no banco.	25 min.
Parte III - final	Redução da carga de trabalho.	Caminhada lenta, exercícios de relaxamento.	5 min.

apenas 45 minutos

Apêndice n.º 5

Um conjunto de exercícios especiais para crianças com deformações da face maxilofacial

Secção de classe	Objectivos da secção	Conteúdo da aula	Tempo
Parte I introdutória	Melhoria do estado geral do paciente. Melhoria do estado psico-emocional dos pacientes. Melhoria das condições de irrigação sanguínea e de inervação da BFD. Estimulação de processos reparadores em ossos e tecidos moles danificados da região maxilofacial.	Exercícios para os músculos da cintura escapular, membros superiores, exercícios de respiração dinâmica. Giros do tronco para os lados, movimentos alternados de balanço dos membros inferiores em diferentes direcções. Exercícios para os músculos do pescoço: rotações, flexões e movimentos circulares da cabeça.	2-3 min
Parte II - parte principal	Melhoria e restabelecimento da respiração nasal. Prevenir o desenvolvimento de rigidez da articulação temporomandibular. Aumento da amplitude dos movimentos da ATM. Reforço dos músculos mastigatórios, correção dos movimentos mandibulares. Prevenção das complicações associadas à hipocinesia e à imobilização da articulação temporomandibular.	Exercícios para os músculos da mímica, músculos da língua em combinação com a respiração pelo nariz. Exercício de envio de impulsos para a contração dos músculos mastigatórios próprios quando os dentes estão fechados. Exercícios para os músculos do pescoço e dos membros superiores.	8-10 min.
Parte III - final	Eliminação das limitações existentes na função da articulação temporomandibular.	Exercícios de relaxamento dos músculos da cintura escapular, dos membros superiores e dos músculos mímicos associados a uma respiração profunda.	2-3 min.

12-16 minutos no total

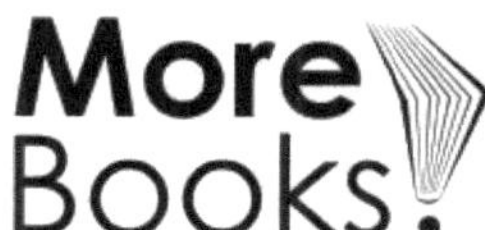

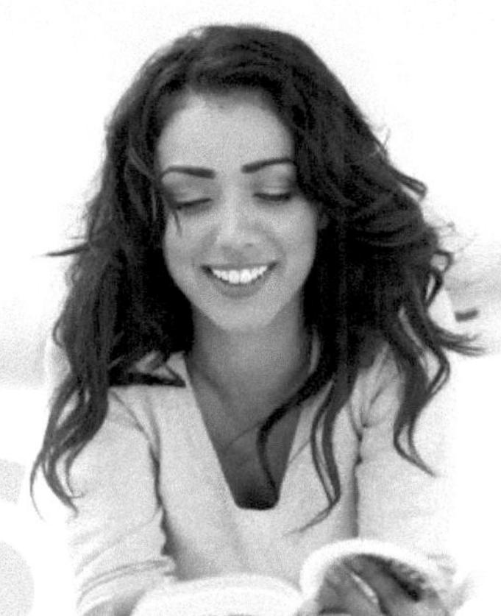

I want morebooks!

Buy your books fast and straightforward online - at one of world's fastest growing online book stores! Environmentally sound due to Print-on-Demand technologies.

Buy your books online at
www.morebooks.shop

Compre os seus livros mais rápido e diretamente na internet, em uma das livrarias on-line com o maior crescimento no mundo! Produção que protege o meio ambiente através das tecnologias de impressão sob demanda.

Compre os seus livros on-line em
www.morebooks.shop

info@omniscriptum.com
www.omniscriptum.com

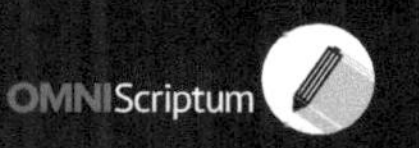

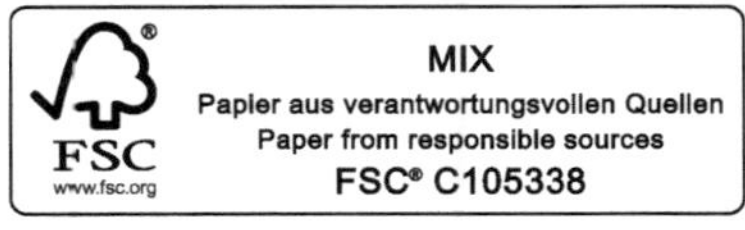

Printed by Books on Demand GmbH, Norderstedt / Germany